AF157292

BEI GRIN MACHT SICH IHR WISSEN BEZAHLT

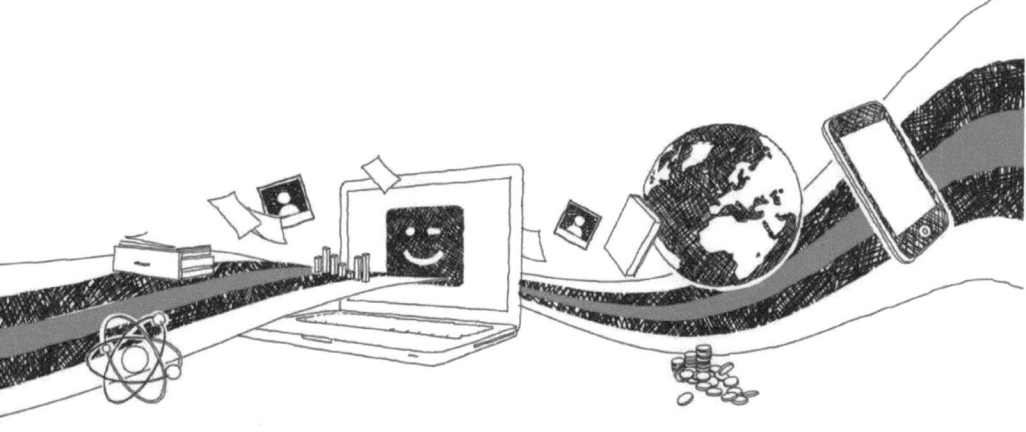

- Wir veröffentlichen Ihre Hausarbeit,
  Bachelor- und Masterarbeit

- Ihr eigenes eBook und Buch -
  weltweit in allen wichtigen Shops

- Verdienen Sie an jedem Verkauf

Jetzt bei www.GRIN.com hochladen
und kostenlos publizieren

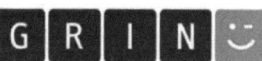

Bibliografische Information der Deutschen Nationalbibliothek:

Die Deutsche Bibliothek verzeichnet diese Publikation in der Deutschen National-
bibliografie; detaillierte bibliografische Daten sind im Internet über http://dnb.d-
nb.de/ abrufbar.

Impressum:

Copyright © 2015 GRIN Verlag, Open Publishing GmbH
Druck und Bindung: Books on Demand GmbH, Norderstedt Germany
ISBN: 978-3-668-00401-6

Dieses Buch bei GRIN:

http://www.grin.com/de/e-book/301321/sedationspause-bei-volatilen-narkotika-
anhand-des-anaconda-systems

Michael Schwald

Sedationspause bei volatilen Narkotika anhand des AnaConDa Systems

GRIN Verlag

Sedationspause bei volatilen Narkotika -

Beispiel anhand des AnaConDa®-Systems

Diplomarbeit zum diplomierten Experten NDS Intensivpflege

Vorgelegt durch:

Michael Schwald

April 2015

Inhaltsverzeichnis

1. Einleitung

1.1. Hinführung zum Thema

Der Sedationsstopp wurde in den letzten Monaten wieder vermehrt in Fachzeitschriften und auf Kongressen diskutiert. Die Wichtigkeit und Durchführung dieser Massnahme ist mittlerweile unumstritten. Vielmehr stehen die Substanzen (Wirkung und Kombination) und deren Handhabung im Fokus. Zur gängigsten Applikation der Analgosedation (intravenös) gibt es mittlerweile eine gute Datenlage und genaue Empfehlungen, wie diese zu pausieren sind. Inhalative Sedationsmöglichkeiten sind bisher nur aus der Anästhesie bekannt. In den letzten 10 Jahren haben diese Verfahren aber zunehmend Einzug in die Behandlung von Patienten auf Intensivstationen in ganz Europa gefunden. Nach anfänglicher Skepsis und mangels intensivmedizinischer Zulassung (Off-Label-Use), scheint sich diese Behandlungsoption aber mittlerweile als echte Alternative für bestimmte Indikationen zu etablieren.

Die AnaConDa® ist das erste und bisher einzige System, welches eine inhalative Sedierung ausserhalb des OP's ermöglicht (Bösel & Steiner, 2010). Seitdem hat sich die Anwendung des AnaConDa®-Systems zur inhalativen Sedation mit Isofluran und Sevofluran (…) deutlich weiterentwickelt. Richtungsweisend ist auch die Aufnahme dieser alternativen Inhalationssedierung in die S3-Leitlinie zur Sedierung der DIVI und DGAI von 2010 (Bösel & Steiner, 2010).

Ein weiteres gutes Argument liefert Prof. Weber (2012) „ *Während der inhalativen Sedierung können wir Patienten permanent aufwecken, das ist etwas anderes als die schwer zu unterbrechende intravenöse Sedierung. Mit dem Gas wird praktisch ein permanenter Wake up-Call mit Spontanatmungsversuchen induziert"*.

Auch an meinem Arbeitsplatz wird vermehrt auf die inhalative Sedation zurückgegriffen. Der Sedationsstopp bei Verwendung der inhalativen Sedationstechnik steht bei uns konzeptionell noch in Ausarbeitung. Diese Diplomarbeit soll diese Bemühungen komplettieren und abschliessen.

1.2. Fragestellung

Was gilt es zu beachten bei der Durchführung der Sedationspause bei volatilen Anästhetika?

Bezugnehmend auf die Eignung der AnaConDa® zum Sedationsstopp, zum Zeitpunkt, zum Weaningprozess und zur neurologischen Beurteilung.

1.3. Ziel der Arbeit

Die Sedationspause und deren korrekte Durchführung ist ein wichtiger Bestandteil im Weaningprozess von beatmeten Patienten. Diese Diplomarbeit dient als Grundlage zur Erweiterung des Sedationskonzeptes mit inhalativen Anästhetika und später zur innerbetrieblichen Fortbildung aller Mitarbeiter der Intensivstation am Kantonsspital

Baselland, Standort Liestal. Sie richtet sich an das Fachpflegepersonal, setzt somit Fachtermini voraus und soll den Umgang mit der inhalativen Sedationstechnik im täglichen Einsatz erleichtern.

1.4. Eingrenzung

Mit dieser Diplomarbeit verfolge ich nicht das Ziel, allgemein auf den Sedationsstopp einzugehen, sondern die Besonderheiten der inhalativen Technik in den Vordergrund zu stellen.

Aus diesem Grund kann nicht automatisch und unreflektiert z.b. auf intravenös geltende Richtlinien Bezug genommen werden. Auf etwaige andere Sedationstechniken wird nicht im Speziellen eingegangen, sondern sie dienen lediglich zum Vergleich.

Off-Label-Use: Auszug aus der einzigen im deutschsprachigen Raum gültigen S3-Leitlinie, der DIVI und DGAI, „Analgesie, Sedierung und Delirmanagement", B.II.3.2.9, Volatile Anästhetika von 2010 (S.110). *„Inhalationsanästhetika sind zur Anwendung im Rahmen einer Anästhesie zugelassen. Eine zeitliche Beschränkung der Anwendungsdauer wird nicht angegeben. Allerdings ist die inhalative Sedierung von Intensivpatienten als eine andere Indikation anzusehen; der Einsatz volatiler Anästhetika zur Sedierung stellt einen „off-label-use" dar. (Fachinformation). Daraus folgt: Hämodynamik, Beatmungsparameter, sowie Leber- und Nierenwerte sollten engmaschig überwacht werden. Die Indikation zur Sedierung sollte täglich überprüft werden".*

Die Verwendung der männlichen Form schließt zugunsten der Lesefreundlichkeit das weibliche Geschlecht mit ein.

2. Hauptteil

2.1. Analgosedation intensivmedizinischer Patienten

Sedierung und ausreichende Analgesie sind wesentliche Bestandteile intensivmedizinischer Behandlungsstrategien. Sie nehmen grossen Einfluss auf den Verlauf und das Überleben unserer Patienten. Die Übersedierung wird häufig assoziiert mit einer erhöhten Pneumonie-Inzidenz infolge längerer Beatmungsdauern, höheren und vermeidbaren Kosten und einer höheren Mortalitätsrate (Braune & Kluge, 2010). Konzepte der Analgosedierung sind aufgrund der verschiedenen einzelnen Therapieziele (Analgesie, Sedierung, Anxiolyse) sehr komplex und gehören heutzutage zum Standardrepertoire einer intensivmedizinischen Behandlung. Sowohl die pharmakologische Entwicklung kurzwirksamer und damit gut steuerbarer Substanzen auf der einen Seite, als auch die Kenntnis über den Zusammenhang zwischen Analgosedierung und Outcome aus wissenschaftlichen Studien, haben zu einem deutlichen Wandel in den Prämissen der Analgosedierung geführt. Lag das Hauptaugenmerk bisher vorwiegend auf einer tiefen Sedierung der Patienten, ist es doch nunmehr die Dominanz der Analgesie, die durch eine bedarfsadaptierte Sedierung ergänzt werden kann (…). Gestützt wird dieser Paradigmenwechsel dadurch, dass in klinischen Studien (Whipple et al., 1995) 70 % der Patienten den Schmerz als unangenehmste Erinnerung angaben, wenngleich das medizinische Personal eine adäquate Schmerztherapie eingeschätzt hat (Sedana Medical, AnaConDa® Handbuch für den klinischen Einsatz, S.2).

(…) in der konkreten klinischen Situation gibt es bei differenzierter Betrachtungsweise jedoch noch weitere medizinische Gründe, die eine tiefe Analgosedierung als Teil einer Therapiestrategie rechtfertigen (schwere Sepsis, Akutphase des Polytrauma, Brandverletzte, Burst Suppression zur Neuroprotektion und ICP-Reduktion etc.). In diesen Fällen ist die regelmäßige Überprüfung der Sedierungstiefe sinnvoll, zum Beispiel mittels klinischen Sedierungsscores, apparativer Diagnostik (...) oder tägliche Sedierungspausen (Sedana Medical, AnaConDa® Handbuch für den klinischen Einsatz, S.2-3).

In Anbetracht dessen und den vielfältigen ungewollten Nebenwirkungen unter Analgosedierung im klinischen Alltag - wie beispielsweise zunehmende Toleranzentwicklung, unzureichende Sedierungsqualität bei Applikation von Medikamentenkombinationen (Polypragmatismus), Magen-Darm-Immotilität, Entwicklung einer Entzugssymptomatik, kognitive Defizite - ist die Suche nach einem idealen Sedierungskonzept noch nicht abgeschlossen (Sedana Medical, AnaConDa® Handbuch für den klinischen Einsatz, S.3). *„Die Narkosegase kommen dem idealen Sedativum nahe"* (Schmid, 2010).

Die ideale Analgosedation umfasst:

- Eine gute Steuerbarkeit, die individuelle Anpassung mit schnellem Wirkeintritt und schnellem Abbau nach Beendigung
- Eine kalkulierbare Vorhersagbarkeit der Wirkung
- Eine Organ-unabhängige Elimination
- Keine Kumulation aktiver Metabolite, keine Enzyminduktion
- Eine geringe bis fehlende Beeinträchtigung der Organfunktion, insbesondere des kardiopulmonalen Systems des Magen-Darm-Traktes
- Eine möglichst geringe Interaktion mit anderen Medikamenten
- (Keine Histaminfreisetzung)
- Keine Abhängigkeitsentwicklung bei Langzeitanwendung

(Sedana Medical, AnaConDa® Handbuch für den klinischen Einsatz, S.3).

Basierend auf dem zeitlichen Verlauf der Erkrankung wird zwischen einer Intensivmedizinischen Stabilisierungsphase und einer Entwöhnungsphase unterschieden. In der Akutphase steht in der Regel die Stabilisierung des Patienten im Vordergrund. Eine aktive Mitarbeit des Patienten ist nicht immer notwendig. Die Entwöhnungsphase dagegen erfordert die aktive Mitarbeit des Patienten zur Respirator-Entwöhnung oder auch zur Physiotherapie. Hier treten vor allem die Analgesie und die psychovegetative Abschirmung (Anxiolyse) in den Vordergrund (Sedana Medical, Handbuch für den klinischen Einsatz, S.3-4).

2.1.1. AnaConDa® (Anaestehtic Conserving Device)

Das AnaConDa®-System, ein Akronym für „Anaesthetic Conserving Device", ist ein Medizinprodukt, welches die Applikation volatiler Anästhetika erlaubt. Es wird mit handelsüblichen Respiratoren – ohne Kreisteil, Atemkalk und Narkosemittelverdampfern – verwendet und wie ein Bakterien-/Virenfilter zwischen Y-Stück und Endotrachealtubus konnektiert. Zusätzlich wird ein Perfusor, ein Narkosegasmonitor und eine Anästhesiegaselimination benötigt. Das Herzstück der AnaConDa® beinhaltet einen Evaporator (Narkosegasverdampfer) und einen Narkosegas-Reflektor (Sedana Medical, AnaConDa® Handbuch für den klinischen Einsatz, S.6).

2.1.2. Wirkung volatiler Anästhetika mit dem AnaConDa® System

Patienten die über einen Trachealtubus oder Tracheostoma beatmet werden, können (...) auch inhalativ sediert werden (S3-Leitlinie "Analgesie, Sedierung und Delirmanagement", 2010). Die Anwendung der Inhalationsnarkotika unterliegt den spezifischen physikalischen Gesetzmäßigkeiten der Aufnahme, Verteilung und Elimination. Die Aufnahme der Inhalationsnarkotika setzt prinzipiell deren gasförmigen Aggregatzustand voraus, wobei die Substanzen bei Raumtemperatur zunächst in einem flüssigen Zustand vorliegen und dann bei Anwendung in einen gasförmigen (volatilen) Zustand übergehen können (Sedana Medical, AnaConDa® Handbuch für den klinischen Einsatz, S.4).

Das AnaConDa®-System wird über einen Perfusor befüllt, der den Miniaturverdampfer, mit flüssigem Inhalationsanästhetikum versorgt. Ein sparsamer Einsatz wird durch ein spezielles System erreicht. Etwa 90% des ausgeatmeten Anästhetikums werden rezykliert und bei der nächsten Inspiration wieder zurückgeführt. Bei erhöhten Minutenvolumina, hoher Fraktion der inspiratorischen Sauerstoffzufuhr und pneumatischer Inhalation am Respirator sinkt die inspirierte Konzentration des volatilen Anästhetikums. Pressen gegen den Respirator und beissen auf den Tubus verhindern die Applikation der Narkosegase. „In Extremfällen können die Patienten aufwachen" (Weber, 2010).

Zu den Einsatzmöglichkeiten inhalativer Anästhetika auf der Intensivstation zählen u.a:

- Patienten mit Sedierungsproblemen unterschiedlichster Ätiologie
- Drogen/Alkoholabusus
- Bronchoobstruktive Lungenerkrankungen
- Status Epilepticus
- Status Asthmaticus

(S3 Leitlinie der DGAI, B.II.3.2.9, Volatile Anästhetika, S.114)

CAVE: Bei genetischer Prädisposition zu maligner Hyperthermie dürfen volatile Anästhetika (z.B. Isofluran, Sevofluran, Desfluran) nicht eingesetzt werden. (Fallbericht Sevofluran) (Otsuka et al., 1991).

2.1.3. Vorteile und Nachteile Inhalativer Sedation

Vorteile

Die Inhalative Sedierung ist besser steuerbar als intravenöse Sedierungsregimes, d.h. sie erlaubt eine raschere Anpassung der gewünschten Sedierungstiefe. So fanden Kong et al. (1989) heraus, dass die Sedierungstiefe unter Isofluransedierung häufiger im Zielbereich lag als unter Midazolam-Sedierung. Die korrekte Applikationstechnik wird über die end-tidale Konzentration gemessen und kann helfen eine Übersedierung frühzeitig zu erkennen und zu vermeiden. Auch die Aufwachzeiten sind deutlich kürzer. In sieben randomisierten kontrollierten Studien (RCTs) konnten deutlich kürzere Aufwachzeiten nach inhalativer versus intravenöser Sedierung gezeigt werden (Kong, Willatts & Prys-Roberts, 1989; Spencer & Willatts, 1992; Bedi et al., 2003; Meiser et al., 2003; Sackey et al., 2004; Hanafy, 2005; Röhm et al., 2008). Auch war die Spannweite der Aufwachzeiten nach inhalativer Sedierung wesentlich enger, so dass die Patienten in einem engeren Zeitfenster aufwachten und z.B. extubiert werden konnten. Auch die kognitiven Funktionen haben sich nachweislich rascher erholt. Die Patienten waren früher orientiert und in der Lage, ihre Situation zu begreifen (Kong, Willatts & Prys-Roberts, 1989; Spencer & Willatts, 1992; Meiser et al., 2003).

Nachteile

Wirkliche Nachteile sind nicht zu nennen, einzig die aufwändige und ungewohnte Applikation. Die Notwendigkeit des Einsatzes von teuren und sperrigen Anästhesiebeatmungsgeräten mit Kreisteil, Verdampfer, Atemkalk, Anästhesiegasvaporatoren sowie eingeschränkten Beatmungsmöglichkeiten und limitierter Flowgenerierung stand bislang einer breiten Anwendung entgegen. Inzwischen steht ein Applikationssystem für volatile Anästhetika zur Verfügung (AnaConDa®, Sedana Medical, Geretsried), welches zusammen mit normalen Intensivrespiratoren eingesetzt werden kann. Solange die Reflektionskapazität von 10 ml dampfförmigem Anästhetikum pro Atemhub, also z.B. 1 Vol-% in 1000 ml oder 2 Vol-% in 500 ml Tidalvolumen, nicht überschritten wird, werden 90 % der Anästhetikamoleküle reflektiert (Meiser et al., 2009). Die Effizienz des Systems entspricht dann derjenigen eines Anästhesiegerätes, welches mit einem Frischgasfluss von etwa 1 L/min betrieben wird. Bei höheren expiratorischen Konzentrationen oder Volumina, wie sie auf der Intensivstation nicht wünschenswert sind, wird das System vergleichsweise ineffizient. Die Handhabung des Systems wurde in mehreren Studien evaluiert und nach Unterweisung der Mitarbeiter und Beachtung mehrerer Besonderheiten, als sicher eingestuft (Sackey et al., 2004; Röhm et al., 2008). In Übersichtsarbeiten werden die Handhabung des Systems, sowie wichtige, zu beachtende Tricks und Fallen beschrieben (Meiser & Laubenthal, 2005; Meiser et al., 2006).

2.2. Voraussetzungen Sedationsstopp (mit AnaConDa®)

Um eine erste Sedationspause einleiten und durchführen zu können, müssen grundsätzliche Überlegungen angestellt werden und gewisse Voraussetzungen sollten geschaffen sein, um ein bestmögliches Resultat zu erzielen. Die im Folgenden aufgeführten Punkte besitzen noch keine ausreichende Evidenz, sind aber aus der aktuellen Literatur klar als Empfehlungen anzuerkennen.

Erfahrungswerte für die Durchführung einer Sedationspause:

- Die ausführende Person sollte über fundierte Fachkenntnisse der verwendeten Substanzen und Medizinprodukte im Bilde sein (Rissen, 2012; Metha, Burry & Cook et al., 2012).
- Die ausführende Person sollte über genügend zeitliche Ressourcen verfügen.
- Es besteht zudem eine Anwesenheitspflicht in unmittelbarer Nähe zum Patienten, da das tatsächliche Erwachen nicht pauschal eingeschätzt werden kann.
- Stressoren sollten für den Patienten vermieden werden (z.B. Kälte, Geräuschkulisse, Licht).
- Ziel und Umfang der Sedationspause sollten klar kommuniziert sein (neurologische Einschätzung, der Beginn des Weanings oder gar das Ziel der Extubation) und entsprechend der ärztlichen Vorgabe eingehalten und geführt werden.
- Protokoll-gestützter Prozess (Sedation / Weaning – Protokoll) (Ely et al, 2003; Chanques et al., 2006; Jakob et al., 2007; Robinson et al, 2008; Girard et al., 2008; Kastrup et al., 2009). (s. Anhang).
- Positive Einstellung der ausführenden Person gegenüber oberflächlich sedierten Patienten (Rissen, 2012; Metha, Burry & Cook et al., 2012).

2.2.1. Der erste Versuch

Vergleicht man die aktuelle Datenlage und Erfahrungswerte kommt man zur Schlussfolgerung, dass sich die frühen Morgenstunden als praxisorientiert und ideal erwiesen haben.

„Wenn heute um 08.00 Uhr der Neurologe kommt, wird das Gas ausgedreht und um 08.10 Uhr kann er den Patienten untersuchen" (Schmid, 2012).

Da zu dieser Tageszeit das Pflegepersonal meist Ihre Pflege verrichtet, dient es auch als Argumentation, den Patienten aktiv mit einbeziehen zu können, um so noch detaillierter über die aktuelle Neurologie Auskunft zu erhalten. Als Vorteil für die Morgenstunden wäre auch die respiratorische Erholungsphase in der Nacht zu nennen. Da die meisten ärztlichen Visiten morgens angesetzt sind, bringt die Sedationspause um diese Zeit noch den Benefit das ärztliches und pflegerisches Personal gemeinsam den Verlauf beurteilen können. Die erste gemeinsame Einschätzung hilft, bessere Entscheidungen für das weitere Procedere zu treffen. Die genannten Argumente beziehen sich auf Erfahrungswerte und besitzen aktuell keine signifikante Evidenz. Die Frage, das „inhalative Anästhetikum" auszuschleichen oder zu pausieren ist pauschal nicht zu beantworten und von vielen Co-Faktoren abhängig (Anamnese, Co-Sedation und Analgesie etc.). Grundsätzlich stehen zwei Möglichkeiten zur Verfügung, welche sich in der Praxis gleichermaßen bewährt haben. Um die inhalative Sedierung mit AnaConDa® zu unterbrechen, stoppt man die Spritzenpumpe. Das Anaestehtic Conserving Device reflektiert das restliche gespeicherte Narkosegas noch länger als 25 Minuten. Das Aufwachen kann auch länger als 1 Stunde dauern. Baut man die AnaConDa® aus dem Beatmungssystem aus, erfolgt das Aufwachen wesentlicher schneller. Der Patient wacht innerhalb weniger Minuten auf (Sedana Medical, AnaConDa® Handbuch für den klinischen Einsatz, S.23). Bei zuletzt genannter Methode sollte man bedenken, dass keine

Möglichkeit mehr besteht, eine Sedierung auf inhalativem Weg zu erreichen und einen Standard HME – Filter einzubauen. Steigt der Sedationsbedarf des Patienten wieder, z.b. durch Unruhe oder respitatorische Erschöpfung, baut man das Device wieder ein und flutet das System mit einem einmaligen Bolus (1,2 ml Bolus zum befüllen der AnaConDa®, Sedana Medical, AnaConDa® Geretried). Zur Orientierung der Basalrate vergleicht man die vorherige Einstellung der Spritzenpumpe. Ziel ist auch jetzt wieder ein kooperativer, nicht allzu tief sedierter Patient.

2.2.2 Erfahrungswerte AnaConDaY 2010/2012

Tägliche Unterbrechung der Sedierung

Deutschland	36% der Intensivstationen
USA	40% der Intensivstationen
Kanada	40% der Intensivstationen

(Girard et al., 2008)

Tägliche Aufwachversuche, wie in der S3 Leitlinie „Analgesie, Sedierung und Delirmanagement" vorgegeben, bereiteten früher oft Probleme. Mit intravenösen Sedativa ließen sich die Patienten nie richtig aufwecken. Andererseits waren die Patienten relativ wach, und da Pflegemassnahmen zu unerwünschten Aufwachreaktionen führten, wurde vermehrt ein Sedationsbolus verabreicht. Ursprünglich waren Beatmungspflichtige, zerebrale Blutungen und Ischämien die Hauptindikation für die Inhalative Sedierung. Nach Unterbrechung der Gaszufuhr erwachten diese Patienten schnell und ließen sich innerhalb von 5 Minuten neurologisch beurteilen (Schmid, 2010). In Amberg wird das AnaConDa®-System auch gerne bei der Entwöhnung von langzeitsedierten Patienten gebraucht. Dr. Schmid setzt dazu Sevofluran ein, damit kumulierte, intravenös verabreichte Hypnotika abgebaut und ausgeschieden werden können. Auch in Heidelberg steht die schnelle neurologische Beurteilung im Fokus. Bösel (2010) berichtet *"(...) die Sedierung lässt sich sehr schnell beenden, wenn der neurologische Status beurteilt werden soll"*.

Die Patienten sind nach Zufuhr von Sevofluran schneller wach und werden schneller verlegt. Auch kurzfristig beatmete Patienten (hypertensives kardiales Lungenödem, Schutzintubation vor endoskopischen Eingriffen) profitieren von inhalativen Anästhetika so Schmid weiter.

Aus den Unterlagen von Kersten (2010) geht hervor, dass trotz raschen Erwachens, die neurologischen Patienten im Durschnitt 14 Tage beatmet wurden. Die Schlussfolgerung daraus ist: frühzeitiges Erwachen reicht nicht aus, um ein schnelles Weaning einzuleiten.

Dr. med. Kerstin Röhm, Fachärztin für Anästhesie und operative Intensivmedizin in Ludwigshafen, erklärte auf dem AnaConDay 2010, dass beim Einsatz von volatilen Anästhetika eine sehr gute Sedierungsqualität, Echtzeit-Überwachungen der Sedierungstiefe, kurze Aufwach- und Extubationszeiten, gute hämodynamische Stabilität und eine geringe Nebenwirkungsrate zu erreichen sind. 2004 untermauerte die erste randomisierte Studie mit AnaConDa® (Sackey et al.), dass mit Isofluran im Vergleich zu Midazolam sedierte Patienten nach einer 12-96-stündigen Sedationsdauer deutlich schneller Befehle ausführten. Die

Patienten wurden innerhalb von 10-15 min problemlos wach und konnten extubiert werden, während bei Patienten mit Midazolam im Mittel 100 Minuten gewartet werden musste, um diese extubieren zu können.

Frau Dr. Röhm (2008) verglich in einer eigenen Studie Sevofluran (AnaConDa® end-tidal 0.5-1 Vol-%) und Propofol (2 %; 5-7 ml/h [2-4 mg/kgKG/h]) bei 79 durchschnittlich 65 Jahren alten herzchirurgischen Patienten mit gut erhaltener Ejektionsfraktion. Röhm konnte belegen, dass die eingeschlossenen Patienten Befehle, wie Augen öffnen und Hände drücken deutlich schneller ausführten. Im Vergleich zu Propofol konnten die Patienten im Durchschnitt 2.5 Stunden früher extubiert werden. Die Reintubationsquote war im Vergleich bei Propofol signifikant höher.

2.3 Aufwachversuch zur Vorbereitung zum Weaning

Die Sedationspause oder deren Reduktion dient in der Regel dazu, einen sogenannten Weaningprozess einzuleiten. Prof. Weber hat zusammen mit der Pflege an seiner Klinik ein interprofessionelles Narkosegas-Weaning-Konzept etabliert. *„Die Einbindung der Pflege ist wichtig, weil Krankenschwestern die höchste Patientenbindung haben, das Narkosegas-Weaning zu 90 % durchführen und routinemässig die Steuerungsparameter (Vitalzeichen, klinische Symptome, CO2) kontrollieren"* (Weber, 2010). Mit „Weaning" ist im Bereich der Intensivmedizin der Entzug der Beatmungsmaschine oder maschinellen Atemunterstützung bezeichnet. Ziel ist es, dass der Patient die zu leistende Atemarbeit wieder selbständig übernimmt. Der Begriff „Narkosegas-Weaning" bringt grundsätzlich andere Vorgehensweisen als bei Propofol zum Ausdruck (Weber, 2010). Ein Wechsel zwischen Erholungs- und Trainingsmodus, der nach messbaren Kriterien (Vitalparameter etc.) festgelegt und individuell an den Patienten angepasst wird. Dies lässt sich mit volatilen Anästhetika genauer und schneller steuern. Bei mandatorisch langzeitbeatmeten Patienten hypotrophiert das Zwerchfell, der Patient ist nicht mehr in der Lage eigenständig zu atmen. Spontanatmung ist jedoch auch nicht immer gut. Die Durchblutung im Zwerchfell steigt zwar, der Blutfluss in anderen Organen kann jedoch abnehmen und bei peri-operativen Patienten mit Trauma, Sepsis oder vorgeschädigter Lunge (COPD), führt dies zur Erschöpfung der Atempumpe. Kohlendioxid ist hier der wichtigste Parameter zur rechtzeitigen Erkennung. Erholungspausen mit kotrollierten Atemzügen lösen assistierte ab, um die CO^2-Last zu senken (Weber, 2010).

Grundsätzlich sind verschiedene Arten des Weanings zu beachten.

Das diskontinuierliche Weaning ist ein Synonym für das schwierige Weaning. Sehr häufig geht diesem ein frustran verlaufendes Weaning voraus. Beim diskontinuierlichen Weaning wird der Patient in einem ständigen Wechsel aus mandatorischer und augmentierter Beatmung allmählich vollständig oder partiell von der maschinellen Beatmung entwöhnt. Die „Atemarbeit" wird im Wechsel vom Respirator und vom Patienten erbracht, wobei in der Folge dieses Verhältnis zugunsten der Spontanatmung entwickelt werden soll. Hier empfiehlt sich der Einsatz volatiler Anästhetika besonders. Am Respirator wird der Patient kontrolliert beatmet. Spontanatmung ist in dieser Phase nicht erwünscht und sollte nur sporadisch auftreten. Spontan wird nach einem strukturierten Vorgehen ohne maschinelle Unterstützung geatmet. Dies geschieht am Anfang meist nur für einige Minuten. Nach der Phase der Belastung folgt dann wieder eine Phase der Erholung am Respirator. Die Erholungsphasen am Beatmungsgerät sind für den Betroffenen sehr wichtig. Die Phasen der Spontanatmung und der Beatmung und deren Bedingungen sind mit einem geeigneten Arzt abzusprechen. Beim kontinuierlichen Weaning findet im Gegensatz zum diskontinuierlichen Weaning der Prozess der Entwöhnung vollständig am Respirator statt. Dabei werden die Parameter zur Atemunterstützung schrittweise reduziert und somit die muskuläre Atemarbeit des Patienten stetig erhöht. Dies trainiert die geschwächte Atemmuskulatur und soll in der Folge zu einer suffizienten Spontanatmung führen. Es gibt hier jedoch nicht die Möglichkeit einer intermittierend geplanten Erholung und Regeneration durch eine kontrollierte Beatmung, sondern die Muskulatur des Patienten wird andauern belastet (häufige Ursache für ein frustranes Weaning).

(http://akd-heimbeatmung-blog.de/wp-content/uploads/2012/02/Weaningkonzept_bpa_190908.pdf, 24.03.2015).

Wann ist ein Patient weanbar?

- Wacher Patient (Ramsey-Sedation-Scale 3 bis 2 oder nach der Richmond-Agitations-Sedation-Scale -3 bis 0)
- Stabile hämodynamische Situation
- Stabile neurologische Situation
- Hämoglobin-Wert normal (zur Optimierung der Sauerstofftransportkapazität)
- Körpertemperatur < 38 °C,
- Säure-Basen- sowie Wasser-Elektrolyt-Haushalt sind normalisiert
- Vertrauen des Patienten in die Pflegepersonen und Situation ist gegeben
- Stabile psychische Situation des Patienten ist gegeben
- Oxygenierungsindex (pO2/FiO2) > 200
- RSBI (AF/Vt -Ratio) < 105
- PEEP < 5
- Stabiles psychosoziales Umfeld des Patienten

(http://akd-heimbeatmung-blog.de/wp-content/uploads/2012/02/Weaningkonzept_bpa_190908.pdf, 24.03.2015).

Um die kognitive Aufnahmefähigkeit zu steigern oder zu beurteilen und den eigenen Atemanreiz zu stimulieren bedarf es einer moderaten Sedation und sogenannter „Sedationspausen" (Kress et al., 2000). Die Anwendung der Sedativa in der Entwöhnungsphase sollte nach einem Sedierungsprotokoll erfolgen (Robinson et al., 2008). Zur Graduierung der Sedierungstiefe sollten Score-Systeme verwendet werden (Ely et al., 2003). Die eigentliche Entwöhnung soll nach standardisierten und validierten Protokollen erfolgen. Der Gebrauch von solchen „Weaningprotokollen" führt in der Mehrzahl der Fälle zur raschen Beendigung der Beatmung (Ely et al., 1996; Girard & Ely, 2008).

„In den Fokus rücken zunehmend Substanzen mit kurzer Halbwertszeit und geringer Akkumulation" (Braune & Kluge, 2010).

9

Bei folgenden Gegebenheiten ist in der Regel ein erfolgloses Weaning zu erwarten und daher die Einleitung oder Fortsetzung eines Weaningprozesses sorgfältig zu überdenken:

- muskuläre und neuromuskuläre Grunderkrankungen in fortgeschrittenem Stadium
- hoher Querschnitt mit chronischer Ateminsuffizienz oder Apnoe
- akute Infektlage
- Ablehnende Haltung des Patienten
- RSBI (AF/Vt -Ratio) > 150
- Oxygenierungsindex < 200
- Schmerzen
- Stress
- Angst

(http://akd-heimbeatmung-blog.de/wp-content/uploads/2012/02/Weaningkonzept_bpa_190908.pdf, 24.03.2015).

2.4 Aufwachversuch zur neurologischen Beurteilung

Die Sedation ist elementarer Bestandteil einer jeden Beatmungstherapie und beeinflusst den Heilungsverlauf des Patienten massgeblich. Eine Patienten-orientierte, bedarfsgerechte und zielgerichtete Analgosedation ist ein massgeblicher Faktor zur Senkung der Morbidität und Mortalität. Das Monitoring von Schmerz- und Sedierungsniveaus, sowie protokollbasiertes Vorgehen haben sich in diesem Zusammenhang als entscheidende Maßnahmen zur Steuerung der Analgosedierung erwiesen. Die invasive Beatmung impliziert eine Vielzahl an Risiken und möglichen Komplikationen und sollte daher so kurz wie möglich gehalten werden. Um eine schnellstmögliche Extubation zu erreichen, sollten regelmässige Spontanatmungsversuche mit Sedierungspausen durchgeführt werden. Der Sedationsbedarf eines Patienten kann während seiner intensivmedizinischen Behandlung variieren. Die individuelle Festlegung des Sedierungsziels sollte deshalb mindestens einmal täglich erfolgen.

Das Sedationsmonitoring erfolgt über ein hierfür entwickeltes und validiertes Messinstrument, die Richmond-Agitation-Sedation-Scale (RASS), gilt aktuell als Goldstandard. Es wird empfohlen, den Soll-RASS-Wert einmal täglich festzulegen und 8-stdl. den Ist-RASS Wert zu bestimmen. Der Ziel–RASS-Wert wird mit 0 oder -1 angegeben (Theuerkauf & Günther, 2012).

RASS

Die 10 Stufige Richmond-Agitation-Sedation-Scale (RASS s. Anhang) umfasst für den Anwender sowohl Sedierung (Level -5 bis -1) als auch Agitation (Level +1 bis +4) und liefert in Untersuchungen eine gute Reliabilität (Sessler et al., 2002).

SAS

Die im Jahr 1992 von Riker et al. publizierte Sedation-Agitation-Scale (SAS, s. Anhang) unterscheidet insgesamt sieben Niveaus. Je drei für zunehmende Agitation (Level 5-7) bzw. Sedierung (Level 1-3) und einen für den wachen und kooperativen Patienten (Level 4) (Riker et al. 1999; Riker et al. 1994). Sie liefert dem Anwender eine kategorisierende Beschreibung des klinischen Verhaltens des zu beurteilenden Patienten (Theuerkauf & Günther, 2012).

GCS

Die Glasgow-Coma-Scale (GCS, s. Anhang) ist eine einfache Skala zur Abschätzung einer allgemeinen Bewusstseinsstörung.

Es gibt drei Rubriken, für die jeweils Punkte vergeben werden:

* Augenöffnung
* Verbale Kommunikation
* Motorische (Bewegungs-) Reaktion

Für jede Rubrik werden separat Punkte vergeben und diese anschließend addiert. Augen öffnen (1–4 Punkte), die Sprache (1–5 Punkte) und die Motorik (1-6 Punkte) sind hierbei zu bewerten. Die maximale Punktzahl ist 15 (bei vollem Bewusstsein), die minimale 3 Punkte (bei tiefem Koma). Bei 8 oder weniger Punkten ist von einer schweren Funktionsstörung des Gehirns auszugehen und es besteht die Gefahr von lebensbedrohlichen Atmungsstörungen (Teasdale & Jennett, 1974).

In verschiedenen medizinischen Untersuchungen konnte gezeigt werden, dass die Anwendung Protokoll-gestützter Sedierung und Analgesie-Konzepte, die Letalität senken und den intensivmedizinischen Behandlungsverlauf positiv beeinflussen (Chanques et al., 2006; Jakob et al., 2007; Girard et al., 2008; Kastrup et al., 2009). Mit Indikationstellung der Sedierung sollte ein Sedierungsziel, d.h. ein angestrebter Sedierungswert klar formuliert sein (Jacobi et al., 2002; Martin et al., 2010). Eine regelmässige Dokumentation im Behandlungsverlauf sowie ggf. eine Anpassung der Medikation an den aktuellen Sedierungsbedarf ist unerlässlich, um sowohl eine Über- als auch Unterdosierung der Analgosedation zu vermeiden (Kress et al.2000; Jacobi et al.2002; Martin et al. 2010). Da sich eine Vielzahl der intensivmedizinisch behandelten Patienten auf Grund der Intubation verbal nicht äussern können, sind sowohl die Überwachung der Sedierungstiefe und des Schmerzniveaus als auch zusätzlich zu den Scoringsystemen, die Interpretation der vegetativen Reaktionen wie Tränenfluss, Pupillenreaktion, Herzfrequenz, Blutdruck und Atemfrequenz unverzichtbar (Martin et al., 2005; Martin et al., 2010). Weniger entscheidend ist, welches Tool zum Monitoring benutzt wird, sondern viel mehr, dass ein Messverfahren mit standardisiertem Protokoll-gestützten Ablauf und klar definierten Kriterien konsequent eingehalten wird und dass gemessene Werte den Therapiebedarf erkennen lassen (Kong & Payen, 1994).

Monitoring von Sedation und Analgesie, auch während der Sedationspause, werden von einer entsprechenden S3-Leitlinie der DGAI empfohlen. Mehrere validierte Scoringsysteme, auch zum Einsatz bei intubierten Pateinten stehen zur Verfügung. Sie ermöglichen das systematische Erkennen relevanter, das Behandlungsergebnis gefährdender Stressfaktoren und bilden die Grundlage für ein zielgerichtetes therapeutisches Vorgehen (Theuerkauf & Günther, 2012).

3. Diskussion

Die pharmakologischen Eigenschaften der volatilen Anästhetika erlauben die Spekulation sich als „ideales Sedativum" langfristig in der Intensivmedizin zu etablieren. Die Einsatzmöglichkeiten dieser Substanzen bieten grundsätzlich ein breites Spektrum und liefern genug Argumente, der aktuellen Tendenz für eine flachere Sedation, Folge zu leisten. Lediglich die ungewohnte Applikation stellt eine überwindbare Hürde dar. Schafft man günstige Vorrausetzungen bei der Implementierung des Systems, stellen sich rasch Erfolge bei den ersten Versuchen ein. Die Sedationspause ist im Allgemeinen, auch als Maßnahme für ein schnelleres Weaning und den damit nachweislich verbunden Vorteilen, klar zu favorisieren. Lediglich der Vorteil der inhalativen Anästhetika als Präparat zur Sedationspause besitz insgesamt noch zu wenig Evidenz. Aufgrund der überlieferten Erfahrungswerte lässt sich aber klar absehen dass sich Patienten rascher neurologisch beurteilen lassen, Weaningprozesse schneller einleiten und Patienten eher extubiert werden können. Die aktuelle Literatur lässt Grund zur Annahme zu, dokumentiert durch Erfahrungswerte und einzelner kleinerer Forschungsergebnisse, ihnen diese positive Eigenschaften zu zu sprechen. Ihre kurze Halbwertszeit begünstigt einen sowohl kurzen Sedationsstopp zur neurologischen Einschätzung, so wie auch zu mittel- und langfristigen Pausen im Weanigprozess. Durch die Zunahme der Anzahl behandelter Patienten steigt auch das Interesse an evidenzbasierten Daten. Die positive Resonanz der Anwender bei Kongressen oder Erfahrungsberichte in Fachartikeln unterstützt die These, dass sich die AnaConDa® zur Sedationspausierung gut eignet. Betrachtet man das Gesamtbild der Datenlage, ist die Kombination aus idealem Sedativum, gut geschultem Personal mit positiver Einstellung gegenüber flach sedierten Patienten, Protokoll-gestützten Weaningprozessen und validiertem neurologischen Monitoring für ein gutes Outcome der Patienten ausnahmslos wichtig. Eine isolierte Betrachtungsweise der einzelnen Prozesse verzerrt hier das Ergebnis erheblich.

4. Schlussfolgerung

Die Besonderheiten der volatilen Anästhetika liegen zum einen im speziellen Applikations-verfahren, wie auch in ihrer pharmakologischen Eigenschaft. Ihre kurze Halbwertszeit begünstigt einen raschen Sedationsstopp. Das Prädikat „ideales Sedativum" wird in diesem Zusammenhang gerne verwendet. Das praktische Vorgehen lässt sich allerdings nicht so einfach beantworten. Da lässt sich auch der Hersteller nicht klar in eine Richtung bewegen. Schlussendlich gibt es hier eine Kompromiss-Antwort; nämlich dass nicht das Wie (ausschleichen vs. Stopp) entscheidend ist, zumal dies auch von der Gesamtgegebenheit vor Ort abhängig ist, sondern vielmehr dass überhaupt die Sedation pausiert wird. Wahrscheinlich wird dieses Thema noch lange kontrovers diskutiert, da dies auch von der grundsätzlichen Philosophie abhängt. Damit lässt sich auch die Frage „lässt sich der Weaningprozess schneller einleiten" nicht eindeutig mit ja oder nein beantworten. Eine isolierte Betrachtung der Sedation mit volatilen Anästhetika könnte hier aufgrund der Pharmakodynamik mit ja beantwortet werden. Meist wird die Geschwindigkeit aber durch Co-Medikation und Applikationsdauer beeinflusst. Basierend auf Erfahrungswerten und einigen Forschungsdaten ist zumindest die neurologische Beurteilung problemlos durchzuführen. Es konnten so bereits einige aufwändige Diagnostikfahrten eingespart werden. Weiterhin ist auch hier das Credo, dass überhaupt ein Monitoring der Neurologie und ein Sedationsstopp durchgeführt werden. Den idealen Zeitpunkt gilt es ebenfalls noch herauszufinden. Eingrenzen kann man lediglich, dass sich die Nachtstunden nicht eignen, diese dienen der Erholung. Der Sedationsstopp bedarf einer täglichen Evaluierung und individuellen Planung, schliesslich muss die Therapie und Diagnostik etc. miteinbezogen werden. Die Intervalle und Dauer des Sedationsstopp lassen sich ebenso nicht pauschal vorhersagen, grundsätzlich gibt es hier aber keine theoretischen Einschränkungen. Das erarbeiten einer Tagesstruktur, mit Tageszielen, in Abhängigkeit von der geplanten Therapie und Diagnostik ist dabei unerlässlich.

5. Reflexion

Ich konnte in meiner Ausarbeitung die aufgeworfenen Fragen meist gut belegen und beantworten. Um eine eindeutige, signifikante Aussagekraft zu erhalten mangelt es jedoch noch an Daten. Da dieses Verfahren erst eine kurze Einsatzzeit und letzten Endes keine offizielle Zulassung hat, wird man abwarten müssen und dieses Thema später nochmals aufgreifen und ggf. inhaltlich anpassen. Die Auseinandersetzung mit dieser Thematik ist aktuell und wiederspiegelt den dringenden Bedarf in der Praxis. Ich habe versucht, alle wichtigen Publikationen zu berücksichtigen und mit einfließen zu lassen. Die Recherche über anerkannten Netzwerke wie „Pubmed" und „Cochrane" gestaltete sich als nicht allzu schwierig, da diese eine Vielzahl an aktuellen Daten bereitstellen. Lediglich die Spreu vom Weizen zu trennen und passende, spezifische Inhalte zum Thema zu finden, nahm einige Zeit in Anspruch. Durch Bearbeitung der Thematik habe ich aber nicht nur inhaltlich Wissen dazu gewonnen, sondern auch gelernt, zu einem Thema wichtige und praxisrelevante Fragen zu formulieren, gezielt nach Inhalten zu recherchieren, diese auszuwerten, eine schlüssige Aufstellung zu erarbeiten, um dann die eingangs gestellten Fragen zu beantworten. Die erstellte Disposition, trug positiv dazu bei, hier nicht das Ziel aus den Augen zu verlieren. Ich konnte diese gut als Leitfaden gebrauchen. Die Erstellung eines Zeitplanes gab mir Sicherheit und Struktur, um nicht unnötig unter Zeitdruck zu kommen und eine stetige Auseinandersetzung zu gewährleisten. Es erwies sich als Vorteil, sich bei der konkreten Bearbeitung, konstant und über einen längeren Zeitraum der Thematik zu widmen. Die Auseinandersetzung mit fremdsprachiger Literatur gestaltete sich sehr zeitintensiv. Hier war vor allem das Herausfiltern und sinngemässe Wiedergeben von Inhalten schwierig. Allem voran der ungewohnt englische Fachterminus. Besonderes komplexe Textpassagen widerzugeben und in knappen und verständlichen Worten zusammenzufassen, brauchte Zeit. Nach anfänglichen Schwierigkeiten und Vergleichen mit deutschen Publikationen gelang mir dies aber zunehmend besser.

Literaturverzeichnis

Bedi, A., et al. (2003), Use of xenon as a sedative for patients receiving critical care. *Crit Care Med*, 2003. 31(10): p. 2470-7.

Braune, S. & Kluge, S. (2012), Aktuelle Sedierungkonzepte in der Intensivmedizin. In: *Dtsch Med Wochenschr*, 2012; 137: 190-193.

Bösel, J. & Steiner, T. (2010), Einleitung zum AnaConDaY 2010, Interdisziplinäres Symposium für Ärzte und Pflegekräfte und aller Interessierten, Universitätsklinikum Heidelberg, S.1.

Bösel, J. (2010), Inhalative Sedierung des neurologischen Intensivpatienten, AnaConDaY 2010, Interdisziplinäres Symposium für Ärzte und Pflegekräfte und aller Interessierten, Universitätsklinikum Heidelberg, S.8.

Ely, E.W., et al. (1996), Effect on the duration of mechanical ventilation of identifying patients capable of breathing spontaneously. *N Engl J Med*, 1996. 335(25): p. 1864-9.

Ely, E.W., et al. (2003), Monitoring sedation status over time in ICU patients: reliability and validity of the Richmond Agitation-Sedation Scale (RASS). *Jama*, 2003. 289(22): p. 2983 - 91.

Girard, T.D. & E.W. Ely. (2008), Protocol-driven ventilator weaning: reviewing the evidence. *Clin Chest Med*, 2008. 29(2): p. 241-52, v.

Girard, T.D., et al. (2008). *Lancet 2008*, 371:126-134

Hanafy, M. (2005), Clinical evaluation of inhalational sedation following coronary artery bypass grafting. *.Egyptian J of Anaesthesia*, 2005. 21: p. 237-242.

Kersten, A. (2012), Inhalative Sedierung mit dem AnaConDa® System und Milde Hypothermie nach Reanimation - Machbarkeit und Outcome. DGIIN/ÖGIAIM „ der Mensch im Mittelpunkt",44. Gemeinsame Jahrestagung 2012.

Kong, K.L., Willatts, S.M. & Prys-Roberts C. (1989), Isoflurane compared with midazolam for sedation in the intensive care unit. *BMJ*, 1989. 298(6683): p. 1277-80.

Kong, R. & Payen D. (1994), Controlling sedation rather than sedation controlling you. *Clin Intensive Care*, 1994. 5(5 Suppl): p. 5-7.

Kress, J.P., et al. (2000), Daily interruption of sedative infusions in critically ill patients undergoing mechanical ventilation. *N Engl J Med*, 2000. 342(20): p. 1471-7.

Meiser, A., et al. (2003), Desflurane compared with propofol for postoperativesedation in the intensive care unit. *Br J Anaesth*, 2003. 90:: p. 273-280.

Meiser, A. & Laubenthal H. (2005). Inhalational anaesthetics in the ICU: theory and practice of inhalational sedation in the ICU, economics, risk-benefit. *Best Pract Res Clin Anaesthesiol*, 2005. 19: p. 523-538.

Meiser, A., et al.(2006), AnaConDa® - Sedierung per Inhalation. *Intensivpflege und Anästhesie*, 2006. 06: p. 1-6.

Meiser, A., et al. (2009), Technical performance and reflection capacity of the anaesthetic conserving device-a bench study with isoflurane and sevoflurane. *J Clin Monit Comput*, 2009. 23(1): p. 11-9.

Metha, S., Burry, L. & Cook, D. et al., (2012). Daily sedation interruption in mechanically ventilated critically ill patients cared for with a sedation protocol. A randomized controlled trial. *JAMA*. 308(19); 1985-1992

Otsuka, H., et al. (1991), Malignant hyperthermia during sevoflurane anesthesia in a child with central core disease. *Anesthesiology*, 1991. 75(4): p. 699-701.

Rissen, R. (2012), Tägliche Sedierungspausen bei maschinell beatmeten Intensivpatienten zusätzlich zu einer Protokoll-basierten Sedierung, Med Klin Intensicmed Notfmed, 2013. 108:135-156.

Robinson, B.R., et al. (2008), An analgesia-delirium-sedation protocol for critically ill trauma patients reduces ventilator days and hospital length of stay. *J Trauma*, 2008. 65(3): p. 517-26.

Röhm, K.D., et al. (2008), Short-term sevoflurane sedation using the Anaesthetic Conserving Device after cardiothoracic surgery. *Intensive Care Med*, 2008. 34(9): p. 1683-9.

Röhm, K.D. (2010), Inhalative Sedierung – heute Trend, morgen Standard, AnaConDaY 2010, Interdisziplinäres Symposium für Ärzte und Pflegekräfte und aller Interessierten, Universitätsklinikum Heidelberg. S.4-5.

S3-Leitlinie der DGAI (2010), „ Analgesie, Sedierung und Delirmanagement", Absatz B.II.3.2.9, Volatile Anästhetika, S.110,114.

Sackey, P.V., et al. (2004), Prolonged isoflurane sedation of intensive care unit patients with the Anesthetic Conserving Device. *Crit Care Med*, 2004. 32(11): p. 2241-6.

Sedana Medical, AnaConDa® Handbuch für den klinischen Einsatz, Geretsried, Isbn: *3000 028-1301*, S. 2-4, 23.

Sessler, C.N., et al. (2002).The Richmond Agitation-Sedation Scale: validity and reliability in adult intensive care unit patients. *Respir Crit Care Med* 2002; 166(10): 1338-44

Spencer, E.M. & Willatts S.M. (1992), Isoflurane for prolonged sedation in the intensive care unit; efficacy and safety. *Intensive Care Med*, 1992. 18(7): p. 415-21.

Schmid, S. (2010), Inhalative Sedierung des internistischen Intensivpatienten, AnaConDaY 2010, Interdisziplinäres Symposium für Ärzte und Pflegekräfte und aller Interessierten, Universitätsklinikum Heidelberg, S.5.

Schmid, S. (2012), AnaConDa® ein neuer Ansatz in der Intensivmedizin Inhalative Sedierung bald Standardsedierung? Erfahrung aus einem Jahrzehnt der Anwendung. DGIIN/ÖGIAIM „ der Mensch im Mittelpunkt",44. Gemeinsame Jahrestagung 2012.

Teasdale, G. & Jennett, B., (1974). Assessment of coma and impaired consciousness. A practical scale. *Lancet* 1974 (2), 81–84.

Theuerkauf, N. & Günther, U., (2012), Monitoring der Sedierung und Analgesie des Intensivpatienten. *DIVI Jahrbuch 2011/2012*. Berlin: MWV Medizinisch Wissenschaftliche Verlagsgesellschaf. S. 395-402.

Weber, T. (2010), Erfahrungen aus 6 Jahren inhalativer Sedierung, AnaConDaY 2010, Interdisziplinäres Symposium für Ärzte und Pflegekräfte und aller Interessierten, Universitätsklinikum Heidelberg. S.3-4.

Weber, T. (2012), Vorteile bei Mortalität? Weaning? Verweildauer? vs. Propofol?, DGIIN/ÖGIAIM „ der Mensch im Mittelpunkt",44. Gemeinsame Jahrestagung 2012.

Weiß, B. & Alawi, L. (2012), Sedierung und Analgesie des Intensivpatienten - was ist Konsens? *DIVI Jahrbuch 2011/2012*. Berlin: MWV Medizinisch Wissenschaftliche Verlagsgesellschaf. S. 387-394.

Whipple, J.K., et al. (1995), Analysis of pain management in critically ill patients. *Pharmacotherapy*, 1995. 15 (5): p. 592-9.

http://akd-heimbeatmung-blog.de/wp-content/uploads/2012/02/Weaningkonzept_bpa_190908.pdf, abgerufen am 24.03.2015.

Anhang

Aufbau des AnaConDa®-Systems

Sedana Medical, AnaConDa® Handbuch für den klinischen Einsatz

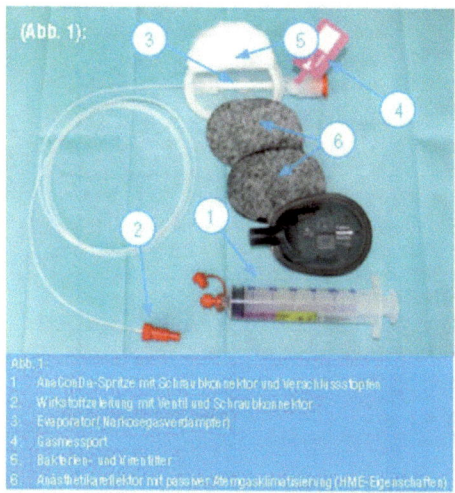

Quelle: http://www.sedanamedical.com/files/Technicalhandbook_140114_de.pdf, S. 6

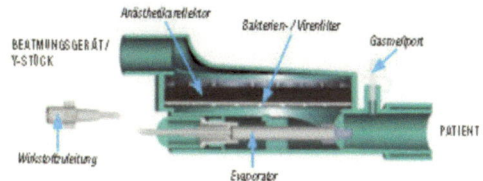

Quelle: http://www.sedanamedical.com/files/Technicalhandbook_140114_de.pdf, S. 6

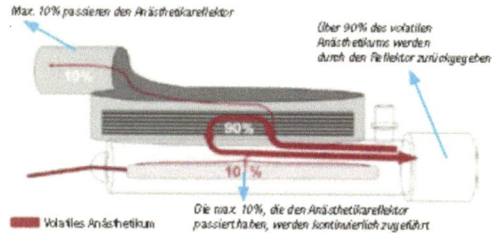

Quelle: http://www.sedanamedical.com/files/Technicalhandbook_140114_de.pdf, S. 6

Neurologisches Monitoring

	Ausdruck	Beschreibung
+ 4	Sehr streitlustig	Offene Streitlust, gewalttätig, unmittelbare Gefahr für das Personal
+ 3	Sehr agitiert	Zieht oder entfernt Schläuche oder Katheter; aggressiv
+ 2	Agitiert	Häufige ungezielte Bewegung, atmet gegen das Beatmungsgerät
+ 1	Unruhig	Ängstlich aber Bewegungen nicht aggressiv oder lebhaft
0	Aufmerksam und ruhig	
- 1	Schläfrig	Nicht ganz aufmerksam, aber erwacht anhaltend durch Stimme (>10s)
- 2	Leichte Sedierung	Erwacht kurz mit Augenkontakt durch Stimme (<10s)
- 3	Mäßige Sedierung	Bewegung oder Augenöffnung durch Stimme (aber keinen Augenkontakt)
- 4	Tiefe Sedierung	Keine Reaktion auf Stimme, aber Bewegung oder Augenöffnung durch körperlichen Reiz
- 5	Nicht erweckbar	Keine Reaktion auf Stimme oder körperlichen Reiz

[2] : www.icudelirium.org/delirium/training-pages/German.pdf

Deutsche Version: modifiziert nach Schäfer BU, Massarotto P et al: Übersetzungsverfahren eines klein. Assessmentinstruments am Beispiel der RASS. Pflege 2009;22(1),7-17

DGAI S3 Leitlinie, (2010); Analgesie, Sedierung und Delirmanagement beim Erwachsenen, Monitoring, B.I.4.2.1

RAMSAY-SEDATION-SCALE

	Ausdruck	
0	wach, orientiert	
1	Ängstlich, agitiert, unruhig	
2	wach, kooperativ, Beatmungstoleranz	
3	Sedierung, schlafend, aber kooperativ	öffnet Augen auf laute Ansprache oder Berührung
4	tiefe Sedierung	keine Augenöffnung auf laute Ansprache oder Berührung, aber prompte Reaktion auf Schmerzreiz
5	Narkose	träge Reaktion auf Schmerzreiz
6	tiefes Koma	keine Reaktion auf Schmerzreiz

modifiziert nach [65]*

DGAI S3 Leitlinie, (2010); Analgesie, Sedierung und Delirmanagement beim Erwachsenen, Monitoring, B.I.4.2.2

Sedation-Agitation-Scale (SAS)

7	Gefährliche Unruhe	Ziehen am endotrachealen Tubus, Versuchen Katheter zu entfernen, steigen über das Bettgitter, nach dem Personal schlagen, nach beiden Seiten hauen
6	Sehr agitiert	Beruhigt sich nicht, trotz wiederholtem verbalem Aufzeigen der Grenzen; muss im Bett fixiert werden, beisst auf endotrachealen Tubus
5	Agitiert	Ängstlich oder leicht agitiert, versucht aufzusitzen, beruhigt sich nach mündlicher Belehrung
4	Ruhig und kooperativ	Ruhig, erwacht leicht, befolgt Anweisungen
3	Sediert	Schwierig aufzuwecken, erwacht auf Ansprache oder sanftes Schütteln aber driftet wieder weg, befolgt einfache Anweisungen
2	Sehr sediert	Erwacht auf körperlichen Reiz aber kommuniziert nicht und befolgt keine Anweisungen, kann sich spontan bewegen
1	Nicht erweckbar	Minimale oder keine Antwort auf schädigende Reize, kommuniziert nicht und befolgt keine Anweisungen

Modifiziert nach [87]*

DGAI S3 Leitlinie, (2010); Analgesie, Sedierung und Delirmanagement beim Erwachsenen, Monitoring, B.I.4.2.3

Protokoll Weaning

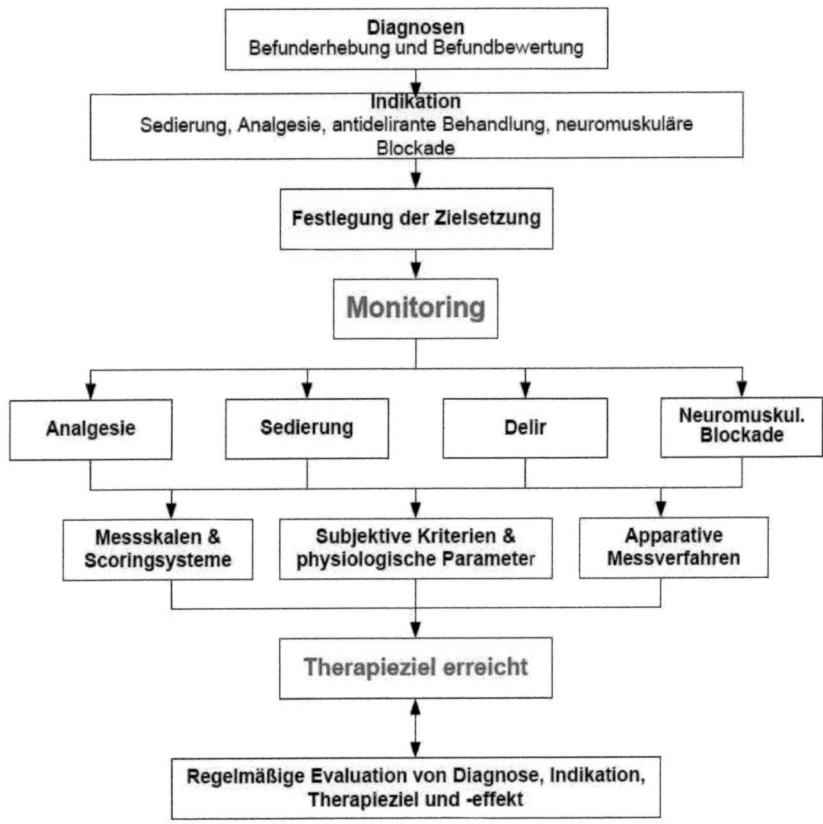

DGAI S3 Leitlinie, (2010); Analgesie, Sedierung und Delirmanagement beim Erwachsenen, Monitoring, B.I.1.4

Protokoll Sedation

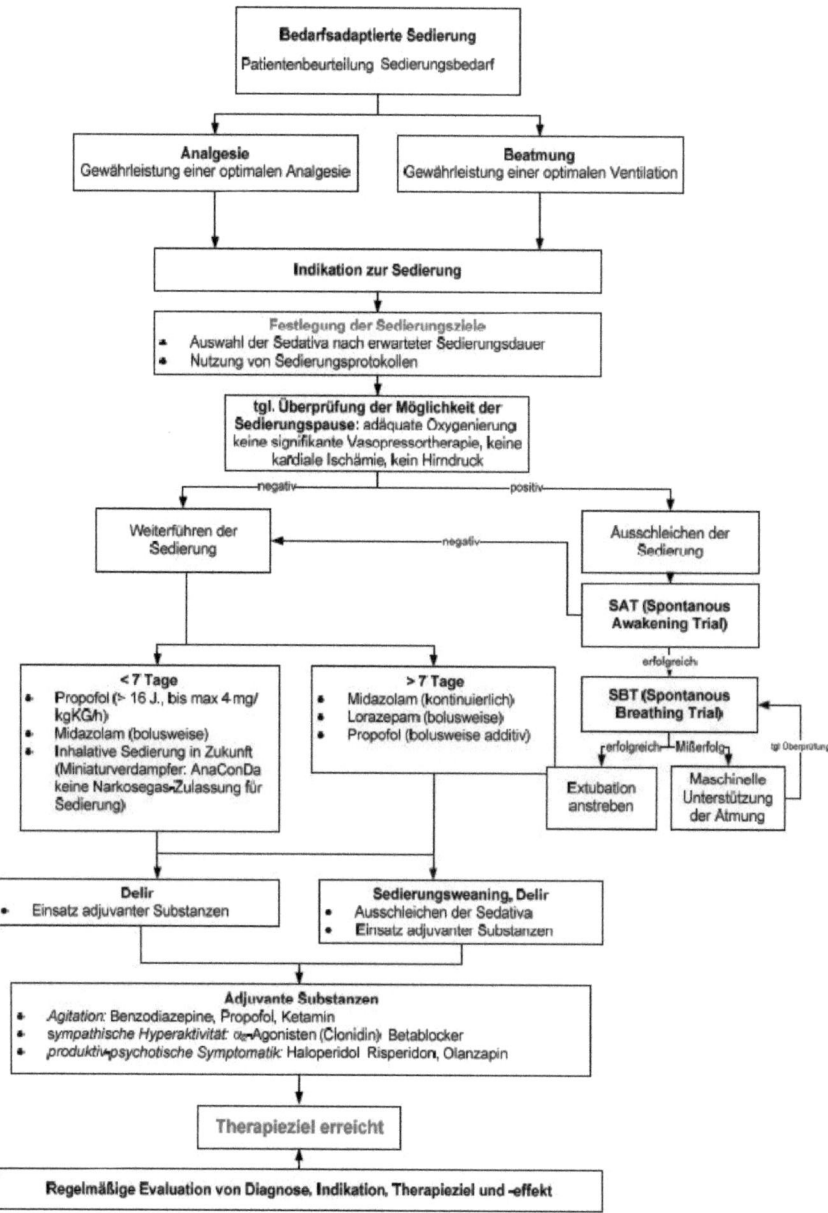

DGAI S3 Leitlinie, (2010); Analgesie, Sedierung und Delirmanagement beim Erwachsenen, Therapie und Weaning, B.II.1.2

Schema zur Analgesie und Sedierung im Weaning

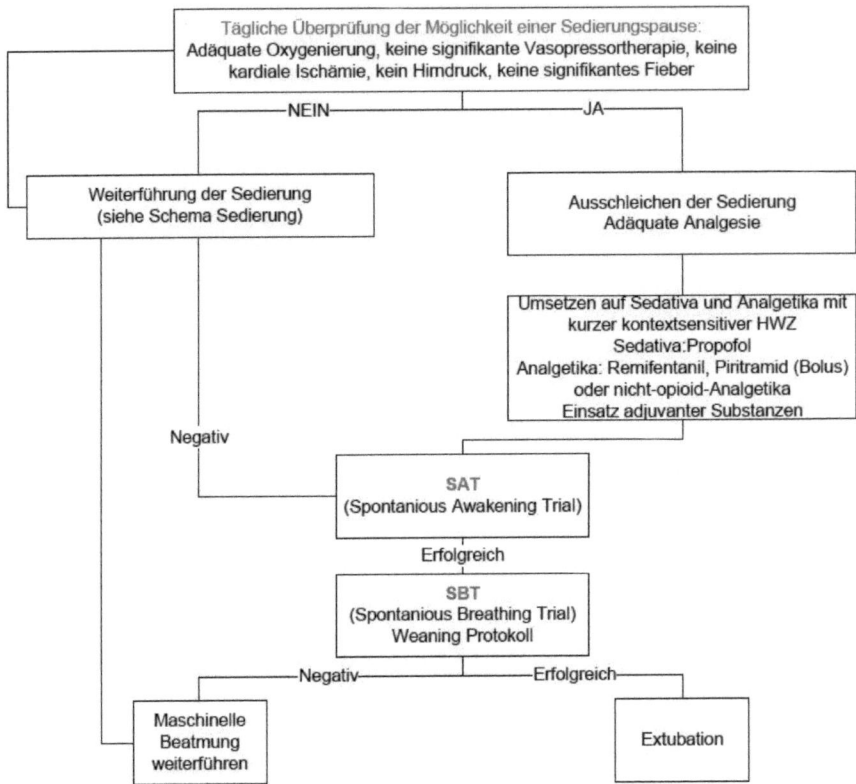

DGAI S3 Leitlinie, (2010); Analgesie, Sedierung und Delirmanagement beim Erwachsenen, Therapie und Weaning, B.II.1.5

Gesamt-Schema Therapie der Analgesie, Sedierung und Delir bei Erwachsenen

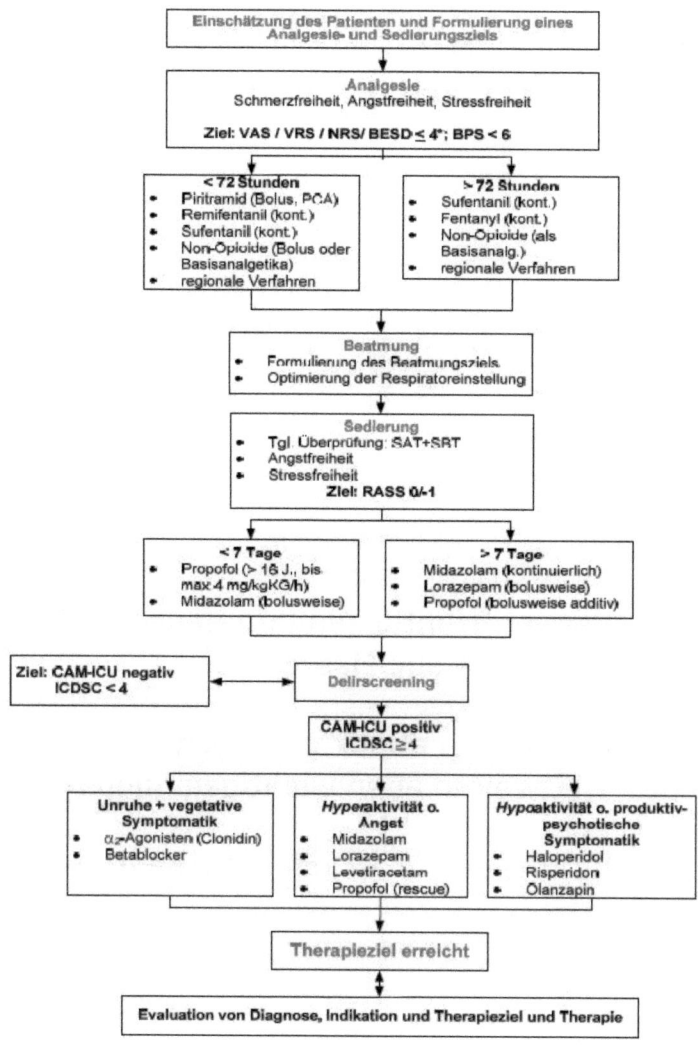

DGAI S3 Leitlinie, (2010); Analgesie, Sedierung und Delirmanagement beim Erwachsenen, Therapie und Weaning, B.II.1.4

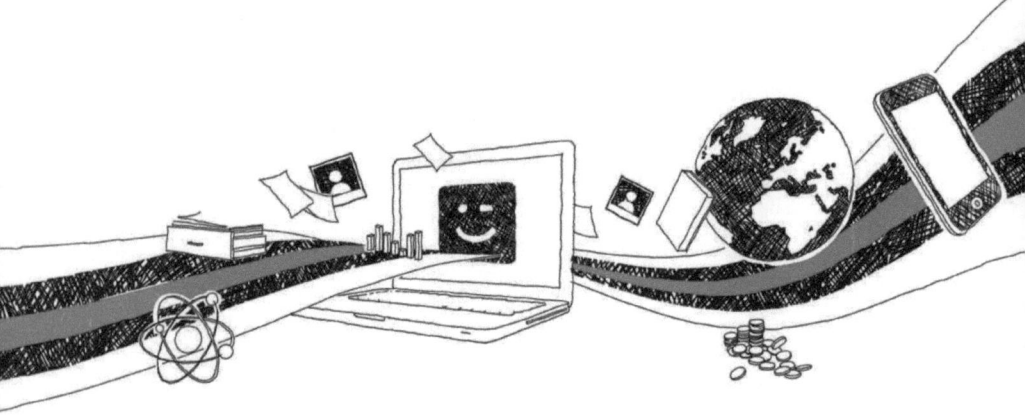
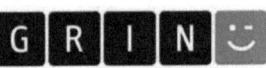